农村饮水安全计划

指导手册

主　审 | 张　荣　李连香

主　编 | 李洪兴　王　丽

编　者 |（按姓氏笔画排序）

丁雪娇　刘文朝　李连香

陈志健　钟格梅　洪　峰

姚　伟　夏云婷　潘　莎

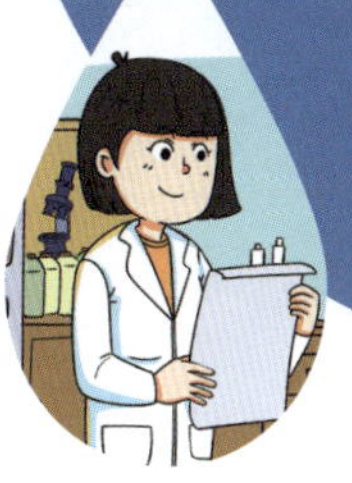

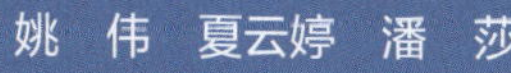

·北　京·

图书在版编目（CIP）数据

农村饮水安全计划指导手册 / 李洪兴，王丽主编
.— 北京：人民卫生出版社，2022.12
ISBN 978-7-117-34341-1

Ⅰ. ①农…　Ⅱ. ①李…　②王…　Ⅲ. ①农村给水 – 饮用水 – 给水工程 – 工程管理 – 手册　Ⅳ. ①S277.7-62

中国版本图书馆 CIP 数据核字（2022）第 249648 号

农村饮水安全计划指导手册

Nongcun Yinshui Anquan Jihua Zhidao Shouce

主　　编：李洪兴　王　丽
出版发行：人民卫生出版社（中继线 010-59780011）
地　　址：北京市朝阳区潘家园南里 19 号
邮　　编：100021
E - mail：pmph @ pmph.com
购书热线：010-59787592　010-59787584　010-65264830
印　　刷：北京顶佳世纪印刷有限公司
经　　销：新华书店
开　　本：787 × 1092　1/32　　印张：3
字　　数：55 千字
版　　次：2022 年 12 月第 1 版
印　　次：2023 年 1 月第 1 次印刷
标准书号：ISBN 978-7-117-34341-1
定　　价：30.00 元
打击盗版举报电话：010-59787491　E-mail：WQ @ pmph.com
质量问题联系电话：010-59787234　E-mail：zhiliang @ pmph.com
数字融合服务电话：4001118166　E-mail：zengzhi @ pmph.com

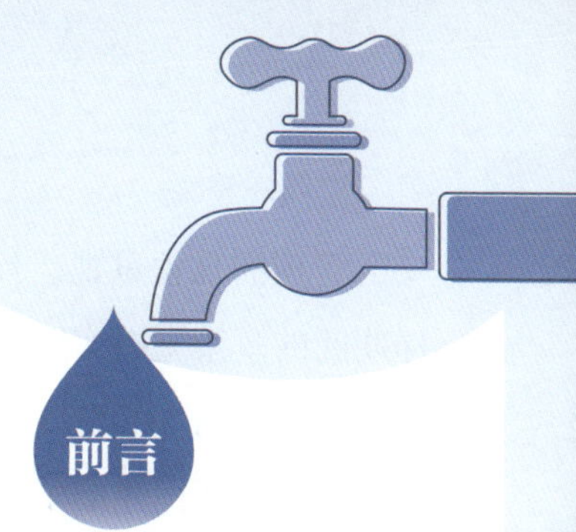

前言

饮水安全事关人民群众的生命安全和身体健康，解决农村饮水安全是民生关键，更是乡村振兴工作的重要任务。党和国家高度重视农村饮水安全工作，农村供水保障是国家乡村振兴战略的重要内容之一。我国农村饮用水在水量、用水方便程度和供水保证率方面得到了很好的解决，特别是解决了贫困地区百姓的生活喝水难问题。但我们依然要注意到，保障农村饮水安全是一项持续不断的工作，确保农村饮水安全，不仅要有完善的水处理及输配水系统，也要有良好的管理，这也是进一步加强饮水安全保障的重要工作之一。“水安全计划”（Water Safety Plans，WSPs）是世界卫生组织（World Health Organization，WHO）提出的一种全面水质管理工具，核心理念是建立安全的饮用水供应，进行从原水到用户全过程的管理和控制，而不仅仅依赖消毒或最终水质检测等单一的控制措施，重点强调基于供水过程中风险的管理机制，是保障集中式供水安全的有效措施之一。随着对饮水安全管理的日益重视，预计 WSPs 在全球实施可持续发展目标期间的政策支持实践将继续增长，其应用将有助于实现可持续安全饮用水的发展目标。

迄今，我国建成了较为完整的农村供水工程体系，但应注意到，相比城市供水风险管理，农村仍有较大的提升空间。WSPs 无疑是一个可用于进一步改善饮水水质和确保安全供水的有效风险管理工具，有助于通过确保饮水安全达到保护人类健康的目标。在世界宣明会 - 中国基金有限公司（香港）贵州代表处的支持下，中国疾病预防控制中心农村改水技术指导中心组织专家编写了《农村饮水安全计划指导手册》（以下简称《手册》），主要包括背景知识、饮水安全计划的组织架构与能力建设、供水系统描述、供水系统风险评价、供水系统运行监测与管理、水质监测以及学校、社区供水与健康教育七个部分，《手册》针对农村社区和学校供水，为饮水安全管理和提高相关认识水平提供了比较有益和方便操作的实践工具，将在保障农村饮水安全和促进饮水健康方面起到积极作用。

编者

2022 年 10 月

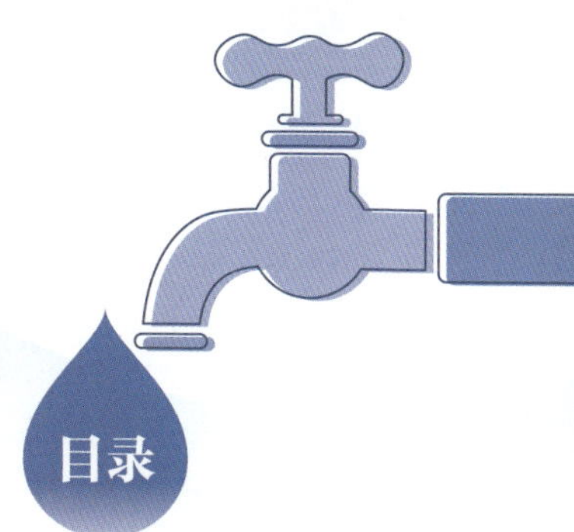

目录

第一章 背景知识

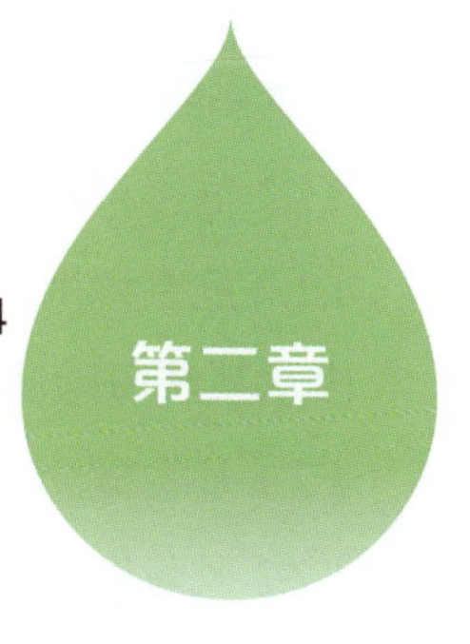

第二章 饮水安全计划的组织架构与能力建设

供水系统描述

供水系统风险评价

供水系统运行监测与管理

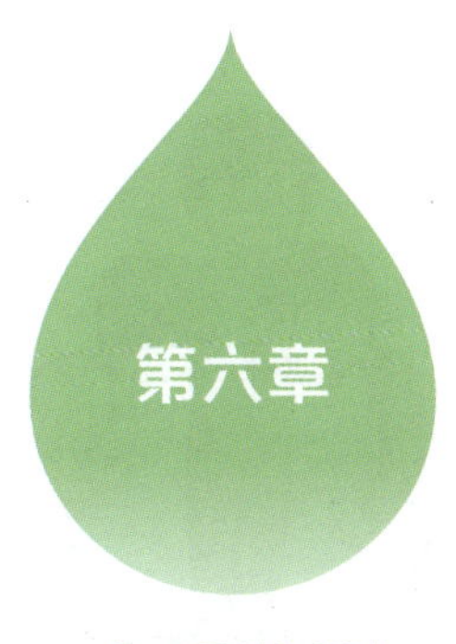

水质监测

学校、社区供水管理与健康教育

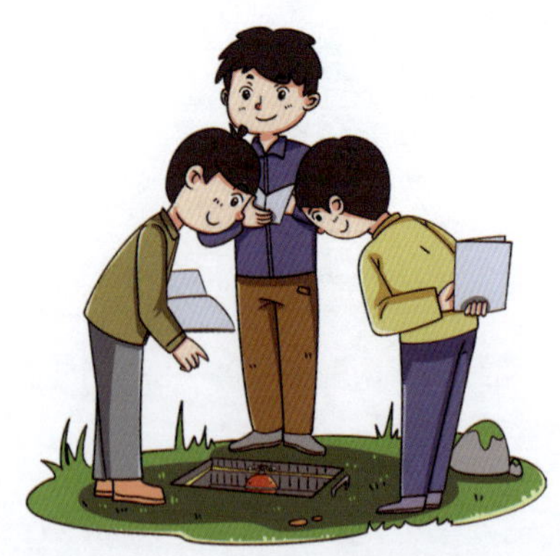

第一章 背景知识

内容提要

- 农村饮水安全现状
- 我国农村饮水安全发展历程
- 饮水水质准则与饮水安全计划
- 饮水安全计划在中国
- 饮水安全计划原理
- 饮水安全计划操作步骤

1.1 农村饮水安全

1.1.1 农村饮水安全现状

水是生命不可缺少的要素之一，饮水安全关系到人民群众的身体健康和生命安全，保障农村饮水安全是农村居民生存的基本需要，也是全面建成农村小康社会和构建和谐社会的重要任务之一。中华人民共和国成立以来，特别是改革开放以来，我国政府高度重视解决农村饮水安全问题，编制了专项规划，以各级财政投入为主，引导用水户广泛参与，取得了显著成效。截至 2021 年年底，我国共建成 827 万处农村供水工程，服务人口达到 9 亿人，农村自来水普及率达到 84%。

小贴士 1.1 农村饮水安全评价

2022 年 3 月 15 日，我国发布了《生活饮用水卫生标准》(GB 5749—2022)，替代了《生活饮用水卫生标准》(GB 5749—2006)。作为国家强制标准，规定了饮用水水质要求和供水单位卫生要求。实施农村饮水安全工程建设的水利部门，根据农村地区实际情况，出台了相关行业标准或团体标准作为补充。如 2004 年水利部和卫生部联合下发了《关于印发农村饮用水安全卫生评价指标体系的通知》(水农〔2004〕547 号)。2018 年中国水利学会正式发布了《农村饮水安全评价准则》(T/CHES 18—2018)。该标准为团体标准，经政府及有关部门采信后可作为农村居民饮水安全评价工作的技术依据。

1.1.2 我国农村饮水安全发展历程

我国农村供水发展与经济社会发展密切相关。中华人民共和国成立以来，农村供水水平不断提高，从不同时期看，大致历经了农村饮水解困阶段、农村饮水安全保障阶段和农村供水保障阶段三个阶段。

第一阶段：1949—2004 年，农村饮水解困阶段。这一阶段按照重点解决问题的不同，又分为以下两个阶段。

（1）1949—1979 年，重点解决人畜饮水困难、实行防病改水。党中央、国务院在中华人民共和国成立初期就把解决人畜饮水问题作为农田基本建设的重要组成部分来抓，兴修农田水利工程，因地制宜兴建了一批蓄水、提水、引水工程，解决了人畜缺水问题。针对饮用水中有害物质给群众带来的疾病问题，水利部门与卫生部门共同努力，通过打井、引泉水或河水、修过滤池等方式，有效降低了相关疾病发病率，特别是在氟中毒病区，重症患者症状减轻，轻症患者恢复健康。

（2）1980—2004 年，解决人畜饮水问题。1980 年，第一次全国农村人畜饮水工作会议在山西省阳城县召开，提出 5 年内基本解决 4 000 万人、3 000 万头大牲畜饮水困难的奋斗目标。1984 年国务院办公厅转发《水利电力部关于加速解决农村人畜饮水问题的报告》《关于农村人畜饮水工作的暂行规定》。《国家八七扶贫攻坚计划（1994—2000 年）》指出，还有 2 400 万人饮水困难问题有待解决。水利部党组研究决定，用 3 年时间基本解决。2000 年，水利部编制了《全国解决农村饮水困难“十五”规划》，将解决农村饮水困难正式纳入国家重大规划，农村饮水资金投入力度大幅度增加，基本结束了我国农村长期饮水困难的历史，实现了从喝水难到喝上水的目标。

第二阶段：2005—2020 年，农村饮水安全保障阶段。农村饮水安全问题引起党中央、国务院的高度重视，国务院先后批准实施《全国农村饮水安全工程“十一五”规划》《全国农村饮水安全工程“十二五”规划》，经过两个五年规划，共解决了 5.19 亿农村居民和 4 700 万农村学校师生的饮水安全问题，农村集中供水率和自来水普及率分别由 2005 年的 38% 和 36%，提高到 2015 年的 82% 和 76%，农村供水条件得到显著改善。2016—2020 年，国家实施农村饮水安全巩固提升工程，以建设集中式供水工程为主，并将规模化供水和管网延伸供水作为发展方向，强化科技支撑，持续完善水源保护、净化消毒、水质检测等水质保障措施，农村供水水质达标率不断提高，截至 2020 年年底全国农村自来水普及率已达 83%，规模化供水服务农村人口比例已达 50%，2.7 亿农村人口供水保障水平得到了提升，其中妥善解决了 1 095 万农村人口饮水型氟超标和苦咸水问题。

第三阶段：2021—2025 年，农村供水保障阶段。农村供水工程让亿万农民得到了实惠。但随着经济社会发展，农村供水也暴露出一些新问题，比如一些地方在水源保护、水质保障、项目前期、建设管理、建后管护等方面还存在薄弱环节，部分地区已建成的饮水安全工程存在水源地污染加剧、水源枯竭、原有设计标准低、早期建设工程老化报废、重建轻管等问题。2021 年 9 月，水利部印发《全国"十四五"农村供水保障规划》，提出以建设稳定水源、发展规模化供水、标准化改造小型供水工程、强化规范化管理为主要任务，高质量发展农村供水、助力乡村振兴，力争到 2025 年年底全国农村自来水普及率达到 88%、规模化供水服务农村人口比例达到 60%。农村供水具有面广、分散、工程形式多样、数量多、规模差异大、管理条件差等特点，目前全国农村规模化供水工程约 1.8 万处、小型集中式供水工程约 55 万处、分散式供水工程尚有 800 多万处，小型集中式供水和分散式供水将长期存在，农村供水保障任重道远。

1.2 饮水安全计划

农村卫生工作作为我国卫生事业发展重点，近年实践证明，兴建农村饮水安全工程后农民饮用水水质得到了很大程度的改善，产生巨大的健康效益、社会效益和经济效益。但工程本身的特点、性质和服务对象，决定了工程建后管理的复杂性，农村水厂的运营管理仍存在一些问题。

世界卫生组织（WHO）2004年公布的《饮用水水质准则（第3版）》中，提出了一种全面的水质管理工具——“水安全计划”（Water Safety Plans，WSPs），并在2011年公布的《饮用水水质准则（第4版）》中进行了补充完善。WSPs重点强调基于供水过程的风险管理机制，是水质安全主动风险评估和风险管理方法，其基本思想是安全的饮用水供应依赖于从原水到用户的系统控制，而不是消毒或最终水质检测等单一的控制措施。《波恩安全饮用水宪章》说明了水安全计划在保障饮水水质安全中的作用，强调“优质、安全饮用水的可靠供给是一个健康社会及其经济发展的基础”。因此，水安全计划方法应用于农村饮水安全工程将有助于评估和识别主要的卫生学危害因素、防范风险，并提出控制措施。

实行水安全计划能带来许多益处。WSPs可以预测潜在危害及风险，通过提前采取控制措施，预防危害事件发生；降低水厂运行成本；提高水厂管理层对供水系统的控制力；提高人员素质，特别是水厂员工；同时为水厂应急管理建设提供了基础。通过实行WSPs，可以让用户获得安全的饮用水（图1-1）、有效降低饮水相关疾病的发生、合理配置水厂资金与资源、长期节省开支和提供整体的管理框架等。

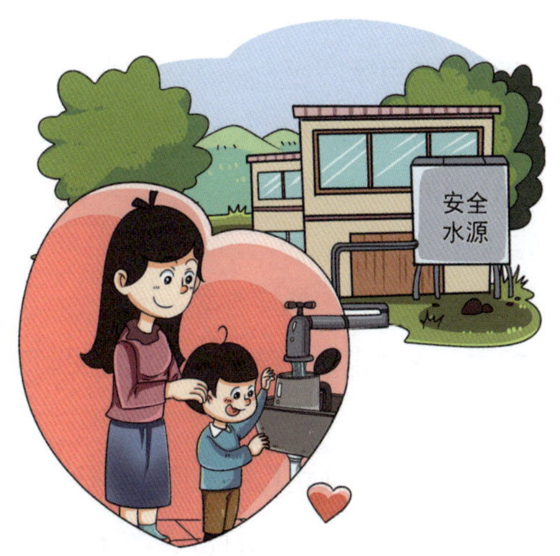

图 1-1 居民获得安全的饮用水

1.2.1 WSPs 应用现状

（1）WSPs 全球现状

根据 WHO 数据，截至 2013 年，全球范围内有 93 个国家和地区执行了 WSPs，其中 72% 的国家在农村地区执行了 WSPs。

（2）WSPs 在中国

回顾性研究结果显示，2004—2018 年共有 18 篇文献报道了 311 个供水系统应用 WSPs 的报告，共有 12 个省（自治区、直辖市）执行了 WSPs。在 311 个供水系统中 97% 为农村供水设施。

1.2.2 WSPs 原理

（1）基于健康的目标

基于健康的目标是制订水安全计划的前提条件，也是 WHO 水安全计划的一个关键要素，其定义了供水在保障健康下需要达到的标准。

基于健康的目标有以下几层含义：

- **健康效应：** 通过定量危险性评价模型明确基于健康目标的“健康结果”。
- **水质：** 使供水组织或机构的水质达到标准要求。
- **绩效：** 通过系统评价和运行监测评价微生物污染的合格情况等。
- **技术规范：** 使供水系统符合部门或行业规定的技术规范或要求。

（2）多重屏障法

多重屏障法有两层含义：第一，多数的单一措施只能减少而不能完全去除危害，针对危害事件，多重控制措施可降低危害事件的总风险，而这是单一措施无法达到的。第二，各种措施减少危害的作用是不同的，如果对减轻危害起关键作用的措施发生问题，很有可能引起严重的后果。因此，选择建立控制体系时，应选择重要且等效的控制措施。图 1-2 展示了多重屏障法下供水系统的风险实例。

水源污染
水处理
维护不善的蓄水池
取水点卫生状况差
阀门渗漏
供水管网与
开放式的下水道交叉

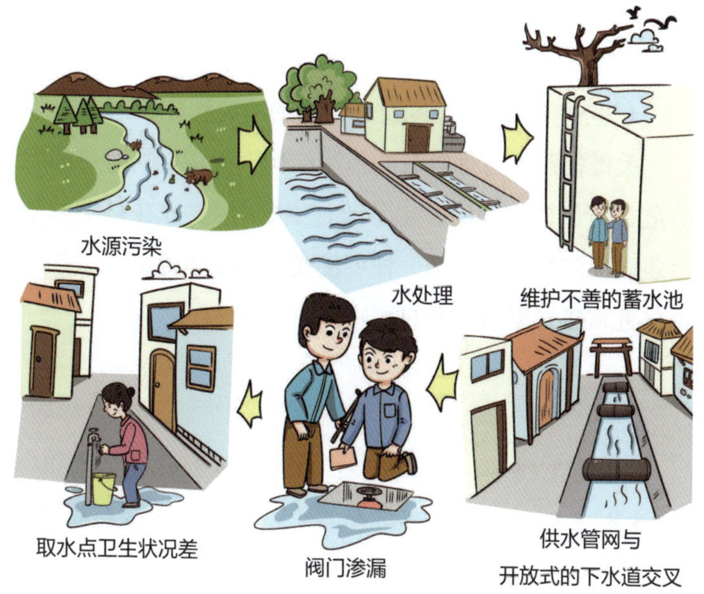

图 1-2 多重屏障法示例

（3）危害分析和关键控制点原理

危害分析和关键控制点（hazard analysis critical control point，HACCP）具体的建立过程（基本原理）包括：

- 进行危害性分析。
- 确定关键控制点。
- 制定关键限值。
- 建立关键控制点控制并进行监测。
- 建立当监测提示某个具体关键控制点失去控制时所采

取的纠正措施。

- 建立确认系统有效运行的验证程序。
- 建立有关以上原则及其应用的所有程序和记录文件。

关键控制点管理具有的控制结构，能识别所有可能发生的危害（包括物理的、化学的、生物的），并在科学的基础上建立预防性措施，是一种可接受的用于指导供水系统中识别危害和建立控制体系的水质管理工具。

小贴士 1.2 什么是 HACCP

HACCP 体系是国际上共同认可和接受的食品安全保证体系，主要对食品中微生物、化学和物理危害进行安全控制。联合国粮农组织和世界卫生组织在 20 世纪 80 年代后期开始大力推广这一食品安全管理体系。我国食品和水产界较早引进 HACCP 体系。2002 年我国正式启动对 HACCP 体系认证机构的认可试点工作。目前，HACCP 体系推广应用较好的国家，大部分是强制性推行采用 HACCP 体系。

关键控制点管理是一个确认、分析和控制生产过程中可能发生的生物、化学或物理危害的系统方法，是一种新的质量保证体系。它不同于传统的质量检验（关注终产品检验），而是将产品质量控制贯穿生产过程各环节。这里的危害指任何能导致消费者健康问题的生物、化学或物理因素。关键控制点是指生产中的某一节点、步骤或过程，通过控制实施，能预防或消除危害，或将危害减少到可接受的水平。

（4）饮水安全计划基本步骤

饮水安全计划的基本操作步骤如图 1-3 所示，包括从饮水安全计划准备到实施的全部过程，各部分工作可以概括为三大类：①系统评价：将饮用水供水源直至用户作为一个整体，确定其供水量能否达到基于健康目标的水质要求。②风险评价：进行风险评价，确定供水系统中的控制措施以全面控制已明确的风险。对于每一项控制措施，应规定一个适当的运行监测方法，以保证当所操作出现任何差错时能及时被发现。③管理计划：说明在正常操作或意外情况时需要采取的行动，对供水系统的评价（包括更新和改进）、监测、信息交流计划和支持方案都要有比较明确的规定。

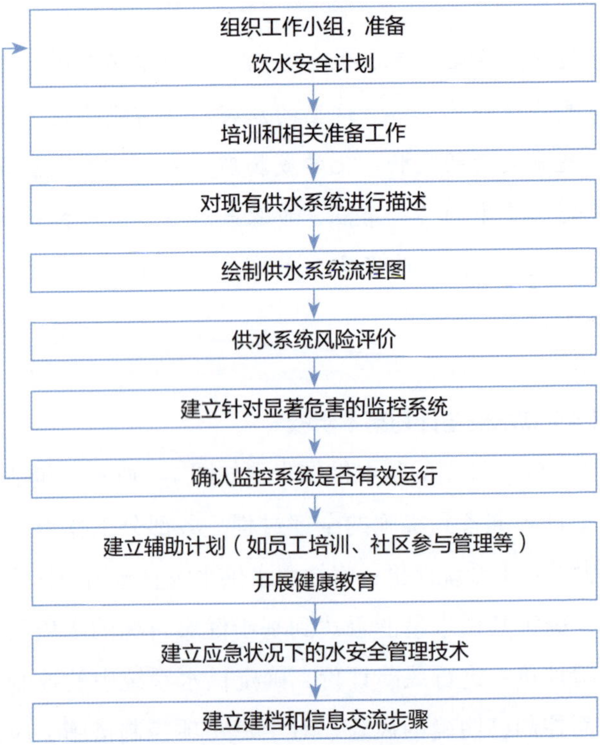

组织工作小组，准备饮水安全计划
↓
培训和相关准备工作
↓
对现有供水系统进行描述
↓
绘制供水系统流程图
↓
供水系统风险评价
↓
建立针对显著危害的监控系统
↓
确认监控系统是否有效运行（返回至“组织工作小组，准备饮水安全计划”）
↓
建立辅助计划（如员工培训、社区参与管理等）开展健康教育
↓
建立应急状况下的水安全管理技术
↓
建立建档和信息交流步骤

图 1-3　饮水安全计划基本操作步骤

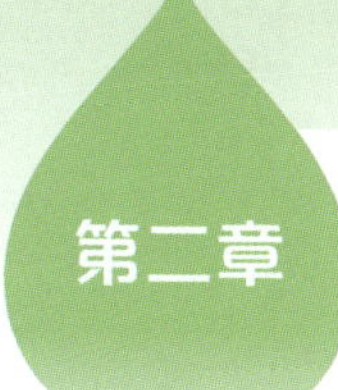

饮水安全计划的组织架构与能力建设

内容提要

- 组织机构建立
- WSPs 工作小组组建
- 员工培训
- WSPs 目标确立

2.1 组织机构建立

饮水安全计划是经济有效的饮水安全管理办法之一。在WSPs 实施过程中，供水单位的管理者要充分考虑从水源到用户各环节的供水特点，有效地对整个供水系统进行风险评估，提出风险排查、管控及具体实施计划等，形成系统管理方法并有效实施，从而达到避免或降低风险的目的。实施饮水安全计划的第一步就是明确涉及供水系统所有岗位的职责和任务，确保各司其职、通力合作，保障饮水安全性。

供水单位应具备完善的管理组织，人员应包括供水单位负责人、各部门负责人、水源巡查管理人员、水处理系统管理人员、泵站管理人员、供水管网维修人员（图 2-1）。

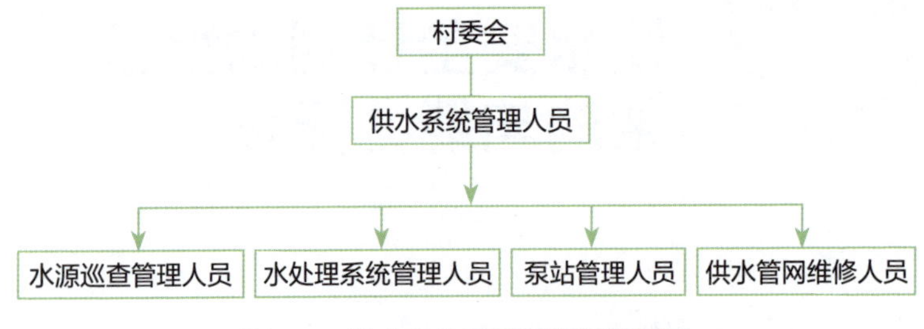

图 2-1 供水单位的管理组织结构图

2.2 WSPs 工作小组组建

2.2.1 WSPs 工作小组人员构成

WSPs 工作小组应根据供水单位管理情况，选择行政部门负责人、供水单位负责人或技术负责人牵头，人员还应包括但不限于公共卫生、给排水处理、有实际工作经验的供水管理人员、管网维修维护人员及接受过供水工程技术有关培训的专业技术人员。这些人员应涉及供水系统从水源到用户的各个环节，同时还应包括当地水源管理部门的技术人员和卫生监测人员。必要时，还可以吸收部分用户参与（图 2-2）。

除工作小组成员外，还可邀请相关专家作为顾问参与 WSPs，如：①研究气候变化影响的气候学家，讨论气候对水质的影响；②公共卫生或水质方面的专家，对水质进行评

价预测；③水文或水利方面的专家，对水资源的利用给予意见建议；④应急管理方面的专家，对突发事件的处置提出意见建议。

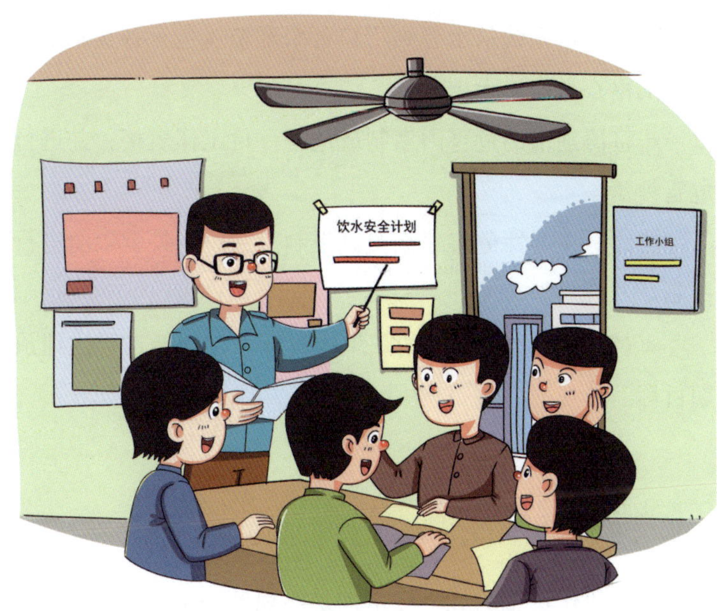

图 2-2　WSPs 工作小组

2.2.2 WSPs 工作小组职责

- 负责确定供水单位 WSPs 机构设置与人员落实。
- 定期对 WSPs 进行总体绩效评估。
- 定期组织评审和修正 WSPs。

- 协助 WSPs 工作组对供水单位各部门进行监督。
- 负责对相关部门和人员进行 WSPs 知识培训。
- 搜集供水系统的详细资料，并实地考察供水系统，建立并确认流程图。
- 对供水系统从水源到用户各个环节（包含各类水处理剂）的潜在危害进行识别。
- 将识别出的危害因素制成危害评价工作表格，并进行危害评价。
- 针对显著性危害建立关键控制点，设立关键限值进行控制。
- 对 WSPs 实施以后的效果进行评价，判断是否达到预期目标。

2.3 人员培训

供水单位员工的经常性培训是实现 WSPs 的基础。通过培训，明确供水单位各岗位的技术要求和责任，确保人员按要求落实，才能保证 WSPs 的有效实施。培训一般包括技术培训和规章制度培训。

2.3.1 技术培训

技术培训主要包括：① WSPs 的概念和实施的意义；②

供水单位各岗位（尤其是培训对象本人的）职责；③培训对象岗位可能发生的状况及应对措施；④供水系统基础知识；⑤饮水卫生管理知识；⑥其他与水质卫生与管理有关的内容。

2.3.2 规章制度培训

供水系统的规章制度主要包括：①供水水源防护制度；②取水、净水、蓄水、配水和输水等设备的管理制度；③清洗、消毒和检修制度；④新设备、新管网投产前及旧设备、旧管网修复后的冲洗、消毒、水质检验制度；⑤管网末梢定期放水、清洗、消毒和水质检验制度；⑥从业人员的体检和健康管理制度；⑦从业人员的卫生知识培训制度；⑧水质检验和检验结果的反馈与上报制度；⑨饮用水水质检验和检验资料的按时上报制度；⑩饮用水卫生突发事件的报告、处置制度。

第三章 供水系统描述

内容提要

- 基础资料整理
- 供水系统描述
- 流程图的绘制
- 流程图的确认

3.1 供水系统基础资料收集与整理

为确保 WSPs 的顺利开展，应对供水系统的基础资料进行收集、整理。资料来自供水工程的建设、管理等部门。

3.1.1 水厂基本信息

水厂名称、水厂位置、水厂设计规模、水厂设计及实际覆盖人口、净水工艺等。

3.1.2 水源信息

水源水质监测数据、水源类型、地质及水文信息；对水源可能有影响的因素，如周围环境状况、交通状况、人为活动、农业及渔业信息以及其他取水情况等。对于地表水水源，应收集水库容积、江河流量、枯水及丰水期时间、上下游信息等；对于地下水水源，应收集水井基本信息，如井深、保护措施等，以及备用水源情况。

3.1.3 水处理及管网信息

水处理工艺和设备，水处理剂使用情况，供水管网的分布图等。

3.1.4 水质检验信息

既往水源、出厂水、末梢水水质检验的结果；水厂检测能力。

3.1.5 用户信息

供水工程覆盖人口数，储水情况，用户饮水卫生习惯，水费及收缴情况，大型用水企业情况等。

除以上基本资料外，在系统性描述时还应考虑当地特征性的风险因素：

- 水资源量的历史情况和稳定性分析。
- 当地极端天气的历史情况和趋势。
- 土地利用、人口增长趋势及其对供水的需求。

3.2 供水系统描述

对供水系统从水源到用户的各个环节进行详细描述，包括水源情况、取水方式、原水存储、水处理工艺、输水管网、二次处理、水管入户及水表安装等情况（图 3-1）。供水系统描述是对供水系统资料的系统性整理，也是后续供水系统风险识别和判定的基础。

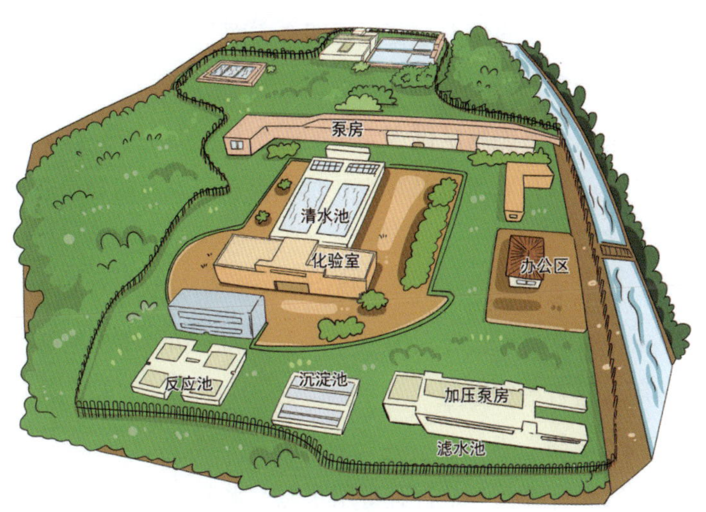

图 3-1 供水系统鸟瞰图

评价社区供水现状

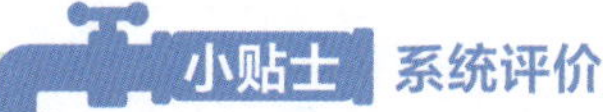
小贴士 系统评价

系统评价是指采用风险评估和风险管理的方法对从水源到用户所有环节进行评价和管理，将饮用水供水链（直至用户消费点）作为一个整体，提升供水质量，确保饮水健康。

评价社区供水情况主要包括四个方面。

（1）水量

- 供水是否能满足供水人口的需水量？如不够，每人每天可获得的饮用水水量是多少？供水覆盖范围内的每天需水总量为多少？
- 供水是否稳定？供水不稳定的因素有哪些？
- 是否有需水量较大的工业、农业和养殖业等？对居民生活用水是否造成影响？

（2）水质

- 水源有哪些？是否有备用水源？水源是否存在污染或潜在污染？污染物是什么？
- 污染是否可以治理？需要何种类型的治理？
- 根据水源现况，处理工艺中是否有必要设置消毒处理？在输水、处理、储存及配水过程中，是否存在污染风险？

- 是否存在与供水水质有关的其他卫生问题？

（3）方便程度

- 集中式供水是否均入户？未入户的原因是什么？未入户居住地和取水点有多远？
- 如果供水不足是否有其他获取饮用水途径？具体是什么？
- 弱势群体如老年人、残疾人等取水是否方便？
- 水费是多少？水费支付情况如何？

（4）储水

- 是否需要运水、储水？取水运水过程以及储水容器是否容易被污染？
- 在应急状态下是否有供水、取水和储水方案？是否容易受污染？

对供水系统评价的结果一般为：①完全可用，即水质、水量、方便程度等完全符合要求；②部分可用，其中的一项或几项不符合要求，如水量不合要求、加强消毒措施后可用、修复后可用等几种情况。完全可用的供水系统可以正常使用，但仍应采取预防措施，包括加强水源管理、建立和完善水厂管理制度、加强经常性的卫生管理等，确保水质持续良好、供水持续充足。

3.3 流程图的绘制

绘制流程图有助于对饮用水系统进行评估和评价。由工作小组结合工程设计图或竣工图，按照水处理的流程考察整个供水系统，通过绘制简单的图示流程，使复杂的工艺流程更直观和简化。

流程图是对供水系统总的描述，其中包括水源的特征、取水区潜在的污染源、水资源和水源的保护措施、水处理过程、水的储存和输送的基础设施等。表 3-1 列出了流程图绘制时的常用符号。绘制的关键是对饮用水系统的描述要有准确的概念，如果流程图不完整不准确，就有可能忽略重要的潜在危害风险。流程图绘制必须结合现场勘查和确认，确保流程图与供水工程一致。

表 3-1　WSPs 供水系统流程描述常用符号

流程图符号	符号含义
○	**运行 / 操作：**表示引起水质或水的物理、化学性状发生改变的一个或一组运行操作
□	**检查：**表示需要重点检查和确认的环节

续表

流程图符号	符号含义
▽	**存储：**表示水的存储过程
⇨	**输送：**表示水从一个环节流动到另一个环节的过程
⊡	**联合活动：**表示同时发生的或由一个技术员在同样位置进行的多项活动（操作），符号可以任意组合使用，该示例表明运行 / 操作和检查的结合

3.4 流程图的确认

工作小组应到供水系统的各个环节进行实地查看，并对各个流程进行确认（图 3-2）。

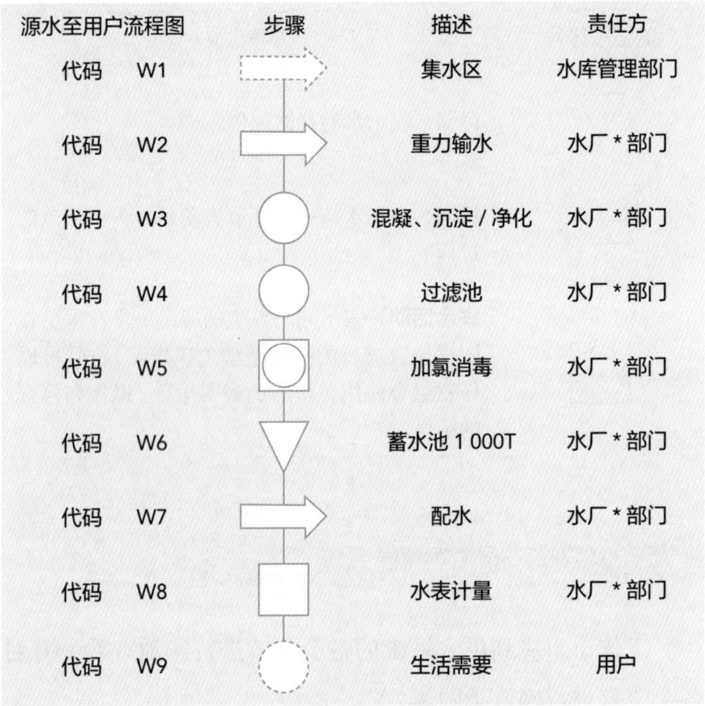

源水至用户流程图		步骤	描述	责任方
代码	W1		集水区	水库管理部门
代码	W2		重力输水	水厂 * 部门
代码	W3		混凝、沉淀 / 净化	水厂 * 部门
代码	W4		过滤池	水厂 * 部门
代码	W5		加氯消毒	水厂 * 部门
代码	W6		蓄水池 1 000T	水厂 * 部门
代码	W7		配水	水厂 * 部门
代码	W8		水表计量	水厂 * 部门
代码	W9		生活需要	用户

图 3-2　某农村水厂 WSPs 流程图

第四章 供水系统风险评价

内容提要

- 危害识别
- 风险评价

4.1 供水系统危害识别

供水系统的多重屏障可能由于人为因素、技术原因或系统故障导致失效，进而出现饮水安全事故（图 4-1）。因此，对供水系统进行全面、系统的风险识别和管理是保障供水安全的重要措施。

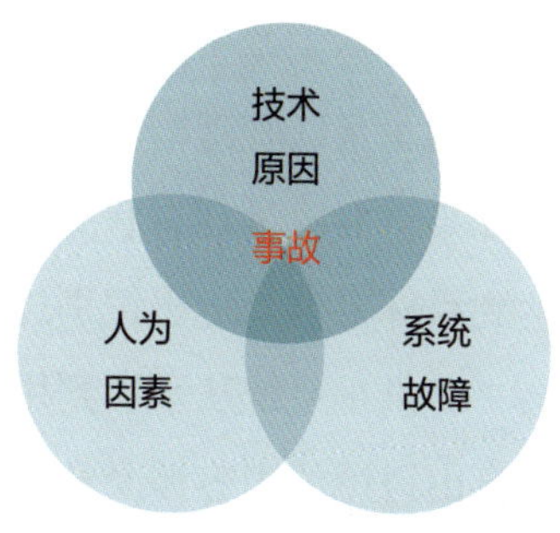

图 4-1　供水系统多重屏障失效的原因

小贴士 4.1 危害因素及危害识别

危害因素是指可能影响到供水水质的物理、化学或生物有害因素。

危害识别是指收集和评估对饮水安全有影响的危害因素，寻找其存在原因，明确其对水质的影响。这些因素可包括客观的、人为的、技术的或管理的因素。

4.1.1 危害识别方法

为了保证评价的准确性，需要将饮水系统的所有环节（包括水源保护、水处理和输配）同时加以考虑，包括每个环节之间的相互关系和相互影响以及总体效应。方法是收集水质微生物和理化检测报告及现有管理措施的资料，对现有基础设施条件下是否能够达到基于健康的目标作出评估。这些资料也可以帮助查明集水区管理措施、水处理过程和输配水系统操作条件；如果需要改进现有状况，这些措施、过程和条件预期能够达到目标要求。危害识别过程中，工作小组应召开专题讨论会，对供水系统从水源到用户的各种潜在危害进行自由讨论。自由讨论的内容涉及从水源到用户的各个环节（图 4-2）。

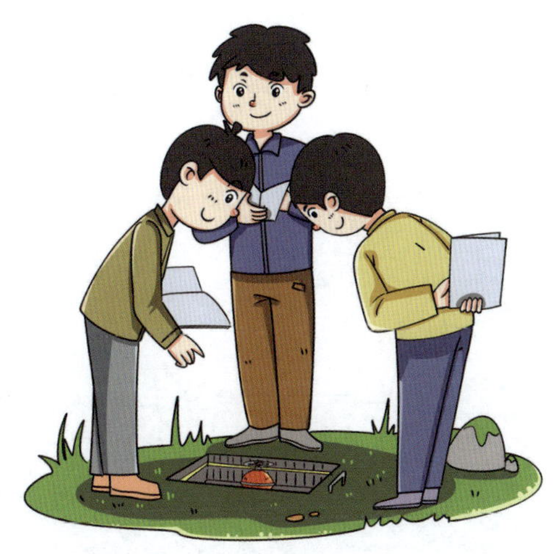

图 4-2　供水系统危害识别

4.1.2 危害识别的内容和范围

（1）水资源情况

了解当地的水资源情况，可以查阅相关资料文献，获得当地地质、水文资料。

（2）水源水水质及可能影响水质的因素

了解影响水源水水质的因素十分重要，其影响水处理工作的要求、处理效率以及最终产出水的健康危害性。一般而言，原水水质受自然和人为应用两方面因素的影响（图 4-3）。自然因素主要包括野生动植物、气候、地形、地质和植被等情况。人为因素包括点源（如市政和工业废水排放）

和非点源（如城市和农业排放，包括农业化学品、牲畜或娱乐休闲用途）两方面。重点考虑如下因素：

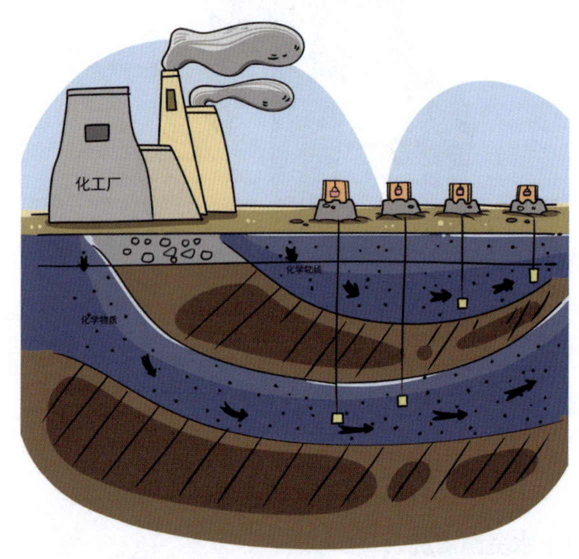

图 4-3　原水水质风险来源示意图

1）水源、气候及环境因素

- 原水水质的快速变化。
- 土地使用（如畜牧、农业、森林、工业区、废弃物排放、采矿）和土地使用的改变。
- 缓冲地带和植被不足，土壤侵蚀和沉积物阻挡失效；暴雨的径流和排放。

- 不适当的水源保护，钻孔没有套管或不适当的套管，不卫生的操作。
- 气候和季节变化（如大雨、干旱）以及自然灾害；地质因素（天然化学物质）。

2）工业生产

- 工业排放；集水区内化学品的使用（即化肥和农药的使用）。
- 污染物渗漏（与公共道路和运输路线有关），包括偶然事故和人为因素造成的。
- 正在使用的或停用的废弃物堆放场或矿产开采地、污染地、有害废物。

3）农业及畜牧业

- 农药的过度使用。
- 化肥的使用。
- 渔业养殖。
- 畜牧业。

4）人类活动

- 人为破坏。
- 娱乐活动。
- 商业活动。
- 休闲活动。

小贴士 4.2 水源选择的基本要求

农村生活饮用水的水源选择，应从供水水量、供水水质、卫生防护、供水连续性、供水范围等方面综合权衡和评价。

采用地表水为生活饮用水水源时，水质应符合《地表水环境质量标准》（GB 3838—2002）要求。

采用地下水为生活饮用水水源时，水质应符合《地下水质量标准》（GB/T 14848—2017）要求，其取水量应低于容许开采水量。

水源水应有卫生部门出具的水质检验报告。《生活饮用水水源水质标准》（CJ 3020—1993）是生活饮用水净化设施生产工艺的参考标准。

水量：集中式供水工程水源供水量保证率应不低于 95%。当水源水量不能同时满足多种用水需求时，应按照优先保证生活饮用水供给的原则，统一规划、调度水资源。

（3）水源卫生防护

- 生活饮用水水源卫生防护应符合《饮用水水源保护区污染防治管理规定》。
- 水源的位置应便于设置卫生防护，使地面水源或地下水源免受污染。

- 饮用水水源保护区包括一定面积的水域和陆域。饮用水水源保护区一般划分为一级保护区和二级保护区，必要时可增设准保护区。

- 饮用水水源一级保护区内严禁任何污染源及人类活动。

- 取水点设在城镇、工矿企业的上游为宜。

（4）水处理过程

在水处理过程中可能引入有害物，或有害的环境条件允许污染物以高浓度通过处理过程。饮用水中的成分可通过处理过程被带入，包括用于处理水的化学添加剂，或与饮用水接触的产物。水源水的高浑浊度会直接影响水处理效果，从而使肠道病原体得以进入处理过的水和输配水系统中。与此类似，过滤器反冲洗后的过滤不当，会将病原体引入输配水系统。对水处理各环节进行风险评估时应该考虑以下方面：一些有害物和风险可以影响水的储存和使用，如人的进入或未设禁入区；储水池短路；储水池损耗；没有可选择的排水口；没有可替换的水源；进水口位置设置不恰当；微囊藻繁殖；成层作用；报警和监测装置失效等（图 4-4）。

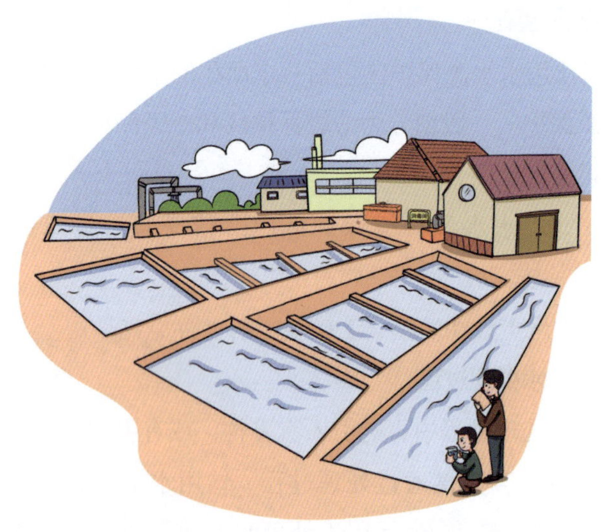

图 4-4　水处理厂各环节风险识别

（5）供水管网

对管网系统的评价包括将管网材质、管网直径、管网长度、管网使用年限按照相应的评分标准进行评分。收集各部分供水管网的信息，并填写相关调查表格。

水处理工艺应尽可能防止微生物生长，防止管道材料腐蚀，预防形成沉积物。输配水系统安全对提供安全饮用水十分重要，输配水系统包括管道、储水罐、与工业用户的交叉口。输配水系统也存在被损毁、破坏和被微生物、化学物质污染的可能性。

（6）气候变化背景下的风险因素

在气候变化背景下进行供水系统的风险评价应更多考虑以下因素：

- **洪水：**可能破坏当地的水质与环境卫生设施，导致基础设施损坏，供水管网交叉污染等（图 4-5）。
- **持续降雨：**可能导致地下水位的持续上升，降低水体的自净能力。
- **干旱：**可能导致水量不足，居民可能会寻求其他的（可能不安全的）饮水来源。
- **间接影响：**由于上述事件引发的停电、供水供电故障而间接影响供水系统。

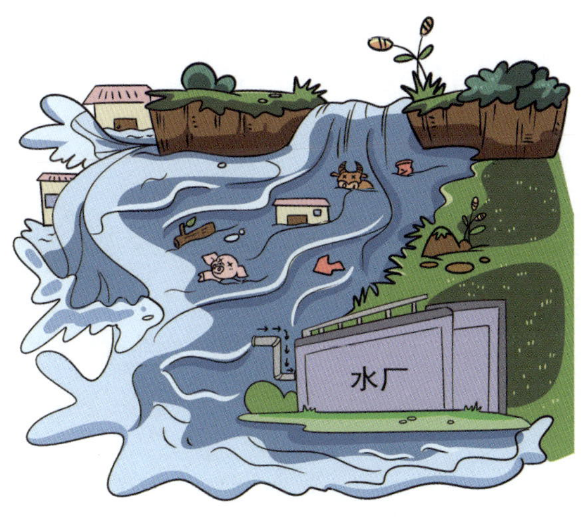

图 4-5　洪涝灾害时供水风险

水量的影响： 极端天气事件如干旱等可能会影响供水水源的保证率。当遭遇严重干旱时，地表水量减少，可能导致供水工程供水量和供水保证率降低。地下水的水量稳定性和供水保证率相对较高，但工业农业的发展可能导致地下水超采污染，且破坏后自我修复过程缓慢。

水质的影响： 降雨及地表径流的增加可能导致水源浑浊度增加，微生物及寄生虫虫卵等会随着地表径流进入水体；流动缓慢或静止的水体则会增加浮游植物或藻类的繁殖；干旱情况下则可能导致地下水中有害化学物质（如氟、砷）浓度相对增加。

4.2 供水系统风险评价

4.2.1 基本概念

风险是指损失的不确定性，对于水安全而言，风险指可能出现的影响水质安全的不确定性。

小贴士 4.3 风险度

风险度是指不确定的损失程度和损失发生概率的组合。风险等级可以用以下公式表达：

$R = P \times F$

式中，R 为风险度；F 为危害发生的可能性或频率；P 为危害造成后果的严重程度。

4.2.2 风险度（等级）的确定

将各种危害识别确认之后，由工作小组组长制成危害评价工作表格，召开专题会议，对各种潜在危害因素进行评分。评分标准参照 WHO 饮用水水质准则进行评价。危害评分过程中，工作小组成员将危害评分的均值作为最后评分值，评分值≥ 6 分的危害称为“显著危害”，也就是需要在下一步工作中加以控制的主要环节或因素。对确认为关键控制点的环节，确定关键限值并建立监控措施。关键限值指每个关键控制点的安全限值，每个关键控制点必须有一个或多个关键限值。针对关键控制点的措施包括监控内容、监控人员和监控频率等。当关键控制点偏离关键限值时必须立即采取纠偏行动，并针对性地采取一些预防危害的措施。

表 4-1 是 WSPs 中使用的半定量风险评价模型，发生频率和后果严重程度的等级定义见表 4-2。

表 4-1　风险等级评价表

风险等级		后果严重程度				
		等级 1	等级 2	等级 3	等级 4	等级 5
发生频率	Ⅴ级	5	10	15	20	25
	Ⅳ级	4	8	12	16	20
	Ⅲ级	3	6	9	12	15
	Ⅱ级	2	4	6	8	10
	Ⅰ级	1	2	3	4	5

表 4-2　等级说明

危害发生频率（五级）		危害影响严重程度（五级）	
Ⅰ级	极少发生的危害	等级 1	无影响或可忽略
Ⅱ级	以年为单位发生	等级 2	轻微影响：对少数人群的健康有潜在危害，如感官变化
Ⅲ级	以季度为单位发生	等级 3	对多数人群的健康有潜在危害，引起个别人不适或发病
Ⅳ级	以月为单位发生	等级 4	对少数人群的健康有潜在致命危害，引起多数人发病
Ⅴ级	以天为单位发生	等级 5	灾难性：对多数人群的健康有潜在致命危害

4.2.3 危害发生的可能性和后果严重程度评价

进行风险评估时，WSPs 工作小组须考虑未来某事件发生的可能性，这种评价有时并不依赖过去是否发生过这种事情。与过去相比，有些在未来发生危险事件的可能性更大；而有些过去经常发生的事件在将来可能并不频发。举例来讲，在一个气候变化明显的地区，高强度降雨对水源水造成的污染过去可能很少见，但气候变化的背景下，在将来可能会更频发；而过去常见的由于冰冻导致的供水管道损坏，在未来气候变暖的背景下可能会变得不经常发生。

同样的道理，在进行危害后果严重程度的评价时，有些过去没有造成很大危害的事件在气候变化的背景下，其影响力或后果严重程度可能增加；而一些过去曾经造成严重后果的危害事件，在特定背景下其严重程度将来则有可能减轻。

4.2.4 危害评价结果记录

危害评价的结果需要记录在危害评价表格中（表 4-3），作为后续 WSPs 监测和管理的内容。表 4-3 中，所发现的危害事件为暴雨或洪涝灾害后，由于地表径流的作用将集水区的一些垃圾粪便等物质积聚到低洼地区，其程度超过了可接受的水平。这里识别出的危害是微生物危害，这些垃圾或粪便含有大量病原体。这一危害事件发生的频率（*F*）评分为

2 分，危害后果的严重程度（P）评分为 5 分，总的风险度（R）评分即为 $2 \times 5 = 10$ 分。

表 4-3 供水系统风险评价表格示例

危险事件	危险类型	危害事件发生频率（F）	危害后果严重程度（P）	风险度（R）	原理分析
暴风雨后，由于牲畜粪便的聚集，病原体含量超过可接受的程度	微生物	2	5	10	水性疾病的发生源于牲畜带来的病原体，包括隐孢子虫和大肠埃希氏菌等

第五章 供水系统运行监测与管理

内容提要

- 运行监测
- 控制措施
- 运行管理

5.1 运行监测

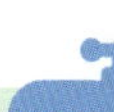

小贴士 5.1 运行监测

运行监测是对供水系统的工艺指标或水质指标进行有计划地观察和测量，以评价供水系统的某个环节针对危害事件的控制措施的实施状况，评价危害事件能否被控制。

运行监测目的是使供水系统的管水人员能及时监测每项控制措施，以便有效地进行系统管理，并确保实现饮水安全与健康的目标。供水系统的运行监测是进行一系列观察和测量，以评价在供水系统的某个环节上控制措施的实施能否达到目标。运行监测在一定时间范围内对控制措施的执行情况作出评估，时间间隔根据实际需要进行设定。

5.1.1 运行监测流程

供水系统运行监测的主要步骤：

- 选择运行监测的参数（指标）。
- 建立运行监测参数（指标）限值和临界值。
- 制定控制措施。
- 开展运行监测。

5.1.2 运行监测要素

运行监测包含五大要素：

- 监测什么。
- 如何监测。
- 监测何地。
- 何时监测。
- 谁来监测。

5.1.3 运行监测参数

广义的运行监测参数包括与供水安全相关的，影响供水量、供水水质的所有参数，既有定性参数，又有定量参数，不同供水系统可选的参数差别较大。狭义的运行监测参数指影响供水水质的定量参数，可以直观地判断水质存在的问题。应根据供水系统的实际情况选择合适的运行监测参数，并设定控制参数限值。

对于集中式供水，通常选用的可定量运行监测水质参数如下：

- **水源水：** 浑浊度、色度，地表水源通常增加耗氧量（COD_{Mn}，以 O_2 计）的监测。
- **水处理过程：** pH、浑浊度、消毒剂浓度。
- **输配水管网系统：** 消毒剂余量、微生物指标。
- **参数限值：** 运行参数的限值一般采用《生活饮用水卫生标准》（GB 5749—2006）和《村镇供水工程技术规范》（SL 310—2019）中规定的标准限值。

对于分散式供水，一般而言，地表水或浅层地下水如果未经卫生防护或处理，不应作为饮用水水源。钻井、大口井和泉水以及家庭收集的雨水很少进行处理，对于进行处理的分散式供水，建议也要进行运行监测。供管水人员应定期对水的物理性状进行评估，特别是在大雨之后，应监测水质是否发生了明显改变（如色度、气味或浑浊度的改变）。

运行监测的相关内容，应记录于表格中（表 5-1）。

表 5-1　WSPs 供水系统运行监测示例

工艺描述	运行限值	监测					控制措施
		项目	地点	时间	方式	人员	
药品仓库	是否分类存放药剂	药剂	库房	每周	人工查看	供水办公室人员	建立库房管理制度，健全出入库登记管理
加药间	仪器是否运行正常	二氧化氯发生器	加药间	每天	人工查看	供水泵房管理员	停止供水，立即检修，增加余氯检测频次
过滤池	是否生锈、破损	砂滤池防护网	砂滤池	每周	人工查看	供水办公室人员	更换防护网

5.2 制定控制措施

小贴士 5.2 控制措施

控制措施指当一个控制点的监测结果显示失去控制时通常应采取的行为。

当运行监测参数明显异常，超过临界值时，常被当作“事故”。在这种情况下，有理由怀疑所供给的饮用水可能是不安全的，或推断可能会变成不安全的饮用水。

如果监测结果显示某一项参数已超过运行限值，就需要采取相应的控制措施。发现异常后，控制措施应在限定时间内执行，以保持工作性能和安全供水。

应做好控制措施实施前后的运行监测记录，观察运行监测参数是否恢复正常。通过运行监测和控制措施的结合，形成供水系统风险的闭环管理。

5.3 农村供水系统卫生管理

农村供水系统卫生管理的核心内容就是对供水系统的运行监测，是从卫生学角度对供水全过程的监督管理，及时发现问题，并实施控制措施。

5.3.1 取水构筑物卫生学要求

（1）地下水取水构筑物

- 大口井密闭且具有通风设施，需高出地面不小于0.5m，井口周围需设不透水散水坡（宽度不小于1.5m），严防洪水时地表径流或污水倒灌。

- 管井有多个含水层处取水时，需封闭不良水质含水层，封井深度不小于5m。

- 管井及设备材料应具备有效的卫生许可批件。

- 管井竣工时应有洗井和消毒记录，以及水质检测结果。

（2）地表水取水构筑物

取水口应在主要城镇和工业区上游，距离排污口位置应满足卫生防护要求。

河流取水口的位置宜设在河流凹岸具有足够水深处，远离支流入口。

水库取水口距离大坝应有一定距离，在当地主导风向的上风向处。

季节性水位和水质变化较大的河流或水库，宜分层取水。

取水头部应有适当的防止漂浮物和其他污染物进入的防护设施。

5.3.2 水处理工艺卫生学要求

（1）一般原则

采用的水处理工艺应与水源类型和水质相匹配，使出厂水达到《生活饮用水卫生标准》（GB 5749—2006）要求。

生活饮用水必须经消毒处理。

1 000m^3/d 及以上供水规模的地表水源水厂必须有净化处理设备，1 000m^3/d 以下地表水源水厂符合一级水质要求的可以采用过滤加消毒处理。

受水源条件限制，选用常规处理无法有效处理指标超标的原水时，必须增加特殊处理工艺。

（2）混凝

- 选用的混凝剂或助凝剂必须具备卫生许可批件。
- 混凝剂或助凝剂的用量应通过混凝实验确定或参照当地相似条件水厂的运行经验，并根据处理效果进行适当调整。
- 混凝剂应计量投加，并与原水充分混合，形成的絮体应紧实不易破碎。
- 采用铝盐混凝剂时，应防止铝超标。
- 与药剂接触的池内壁和地坪应进行防腐处理；与药剂接触的设备、管道应采用耐腐蚀材质。
- 不同絮凝池的反应时间应满足《村镇供水工程技术规范》（SL 310—2019）要求。

（3）沉淀

- 沉淀环节现场调查斜管是否有破损、堵塞的现象。
- 沉淀时间应根据原水水质、水温等，参照相似条件水厂的运行经验确定。
- 肉眼可见的、大的絮体应能有效沉淀；出水浊度不超过 8NTU。
- 沉淀池应有排泥设施，及时排泥，以免影响水质。
- 南方露天絮凝池、沉淀池上方应采取遮阳设施，避免藻类生长繁殖。

（4）过滤

- 滤池应根据滤池形式、生产规模、操作运行和维护检修等条件通过技术经济比较确定。
- 滤池出水浊度一般应低于 0.8NTU，不应大于 1NTU。
- 滤料性能应符合净水滤料标准。
- 滤料应具有足够的机械强度和抗蚀性能，一般采用石英砂、无烟煤等。滤层厚度和滤料级配应符合要求。
- 按照规范要求定期对滤池进行反冲洗和清洗，保障过滤效果。
- 滤池格数或个数不应少于 2 个。

（5）消毒

- 消毒方式选择应结合供水规模、原水水质特点、出水水质要求、消毒剂或原料来源方便程度等因素综合确定。
- 消毒剂计量投加，投加量须结合试验确定。完成消毒剂出入库记录、投加记录。
- 应有每天消毒剂余量监测记录，所用消毒方式与消毒剂余量检测指标应对应。
- 根据消毒方式，监测消毒副产物的产生量，消毒副产物限值依据《生活饮用水卫生标准》（GB 5749—2006）中的标准限值。

（6）调节构筑物

- 清水池、高位水池、调节水池结构应有保证水流动、避免死角的措施，容积大于 50m^3 时应设导流墙，设置清洗和通气等设施。

◆清水池、高位水池、调节水池的有效容积应符合《村镇供水工程技术规范》（SL 310—2019）中调节构筑物的设计要求。

◆在调节构筑物中加消毒剂时，其有效容积应满足消毒剂与水的接触时间要求。

◆清水池、高位水池、调节水池应加盖，周围及顶部应覆土，池顶不得堆放有毒有害物质，绿化不得施用农药或化肥，在寒冷地区应有防冻措施。

◆溢流管、排空管不能直接与下水道或污水井相连，防止发生倒虹吸或暴雨时污水回灌污染。

◆通气管、溢流管、排空管应装有防护网罩，通气管应开口朝下或设防护罩。

◆周围 10m 内不得有渗水坑、化粪池、垃圾堆和有毒有害物质等污染源；周围 2m 内不得有污水管道和污染物。

◆调节构筑物施工完毕或大修后应进行满水试验及清洗消毒。

◆供水规模在 1 000m^3/d 及以上的供水工程，清水池、高位水池的个数或分格数不应少于 2 个。

5.3.3 输配水管网卫生学要求

- 供水管材和配件材质必须符合卫生学要求，须具有有效的涉水产品卫生许可。采用金属管时，应进行内外防腐处理，内防腐不得采用有毒材料。

- 管材不应与有毒有害物质和腐蚀性物质一起堆放；安装前应清除管内杂物。

- 管线布置应避免穿越毒物、生物性污染或腐蚀性地段，无法避开时应采取防护措施。

- 供生活饮用水的配水管道不应与非生活饮用水管网和自备供水系统相连接。未经批准，不得从配水管网接管。

- 当供水管与污水管交叉时，供水管应布置在上方，且不允许有接口重叠；若供水管铺设在下方，应采用钢管或设钢套管，套管伸出交叉管的长度每边不应小于 3m，套管两端应采用防水材料封闭。当供水管与污水管平行铺设时，水平净距应大于 1.5m。

- 穿越沟谷、陡坡等易受洪水或雨水冲刷地段的管道，应采取防冲刷措施。

- 管道及附属设备更换和维修后应严格按要求冲洗、消毒（图 5-1）。

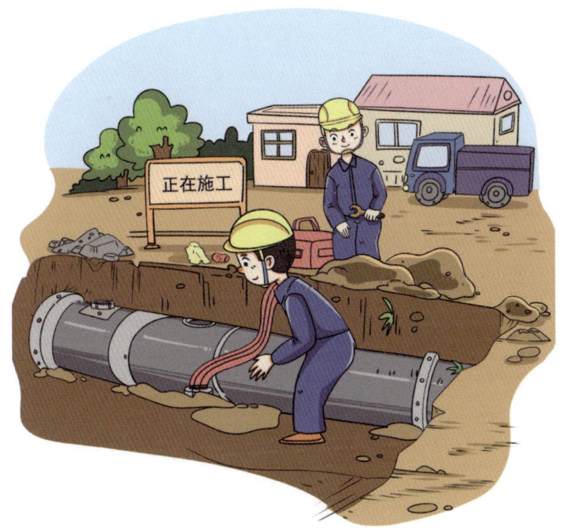

图 5-1　供水管网维修

第六章 水质监测

内容提要

- 技术要求
- 质量控制
- 分析应用

6.1 监测目的

水质监测目的主要是了解和掌握供水系统水质状况，为进一步改善水质及监督、管理提供依据，避免因水质不良对居民健康和生活造成影响，包括对水源水、出厂水和末梢水的水质监测。如果净水工艺有要求，有必要对处理过程中的水样进行监测，以便及时调整供水系统运行参数。通过水质监测，供水单位可以建立一套完善的供水系统水质状况资料；针对不符合水质标准的指标制定有效的水处理措施；及时发现供水系统水质的临界值和重要参数，有利于确定主要的危害因素并加以控制。

6.2 监测方案

制定实施监测和确认监测计划并形成文件，详细规定对饮用水系统的各个环节进行监测的策略和步骤。监测方案应包含以下内容：

- 需要监测的指标。
- 水样采集点的位置和采集频率。
- 水样采集的方法和器材。
- 质量控制和对结果的验证方法。
- 结果的解释和评价。
- 人员的要求和职责。
- 监测记录的整理和保存。

6.3 监测技术要求

《村镇供水工程技术规范》（SL 310—2019）规定，供水规模在 1 000m^3/d 及以上的供水单位应根据供水规模及具体情况建立水质检验制度，配备检测人员和设备。

供水单位应根据原水水质、净水工艺和供水规模等综合确定监测项目和频率。

水样采集、保存、运输和水质检测方法应符合《生活饮用水标准检验方法》（GB/T 5750—2006）规定，实行全过程质量控制。委托第三方检测机构按照监测方案开展检测时，应在监测方案中注明被委托机构采用的检测方法。

水源水中铁、锰、砷、氟化物超标时，供水单位应增加相应项目的检测；水源水有机污染较严重时，水厂应增加耗氧量（COD_{Mn}，以 O_2 计）、氨氮等项目的检测。

水质检测采样点，原水应在水源取水口，出厂水应在清水池之后进入输送管道前的取水口处，管网末梢水应按照管网布置选择。全部采样点中，应包含水质易受污染的地点和管网陈旧的部位以及当地可能导致水质变化的地方。

水质检测结果及时反馈至供水单位管理部门，为调整或改进净水工艺参数提供依据。当检测结果超过国家相关标准限值时，应立即重复测定并增加频率。

6.3.1 监测指标

供水单位日常监测水样包括水源水、出厂水和末梢水。为合理、有效地管理净水工艺，供水单位还应根据具体净水工艺对净水过程中的水样进行监测（图 6-1）。监测指标应包括感官性状指标、消毒剂指标、微生物指标以及一些特殊监测指标。

感官性状指标：包括浑浊度、肉眼可见物、色度、臭和味、pH。

消毒剂指标：采用氯气及游离氯制剂消毒时，检测游离余氯含量；采用氯胺消毒时，检测总余氯含量；采用二氧化氯消毒时，检测二氧化氯含量；采用其他消毒措施时，应检测相应的消毒控制指标。

- **微生物指标：** 主要为菌落总数和总大肠菌群；当水样检出总大肠菌群时，应进一步检测大肠埃希氏菌。

- **特殊检测项目：** 当水源水中的氟化物、砷、铁、锰、溶解性总固体或耗氧量（COD_{Mn}，以 O_2 计）等指标超标时，须在水质净化处理工艺中加以去除或降低其含量，并检测相应的项目。

- 当水源受到污染或发生经水传播疾病流行时，应增加污染物指标和相应疾病的病原体指标检测。

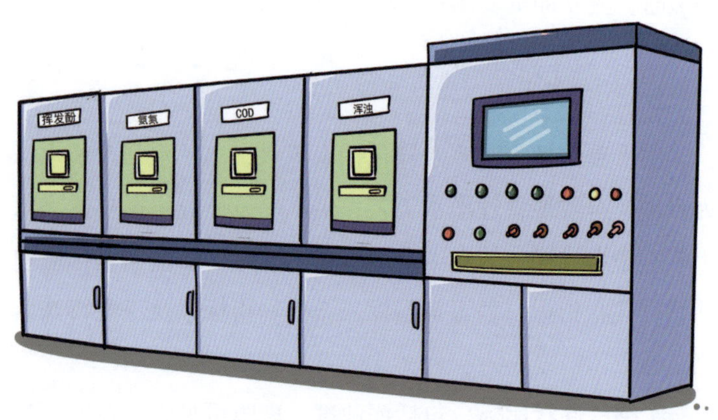

图 6-1　在线水质监测仪器

6.3.2 监测频率

供水单位水质监测项目和频率应符合表 6-1 规定，当发现指标异常应增加监测频率，并增加相关指标的监测频率。

表 6-1 供水单位水样类别、监测指标和频率

水样类别		监测指标	监测频率
水源水	地表水	浑浊度、色度、臭和味、肉眼可见物、pH、总大肠菌群指标	每 1～2h 一次
		耗氧量（COD_{Mn}，以 O_2 计）、氨氮、总大肠菌群、耐热大肠菌群或大肠埃希氏菌、pH、亚硝酸盐氮（必要时）及特殊检测指标	每天不少于一次
		《地表水环境质量标准》（GB 3838—2002）中的基本项目、补充项目及特定项目部分指标	每月不少于一次
	地下水	浑浊度、色度、臭和味、肉眼可见物、pH、铁和锰（可根据水源特点增减）及特殊检测指标	每天不少于一次
		《地下水质量标准》（GB/T 14848—2017）中的表 1 常规指标及表 2 非常规指标部分项目	每月不少于一次
净水工艺过程水		浑浊度、色度、臭和味、肉眼可见物及特殊检测指标	每 1～2h 一次

续表

水样类别	监测指标	监测频率
出厂水	浑浊度、色度、臭和味、肉眼可见物、消毒剂余量指标	每 1h 一次
	耗氧量（COD_{Mn}，以 O_2 计）、氨氮、菌落总数、总大肠菌群、耐热大肠菌群或大肠埃希氏菌、pH、亚硝酸盐氮（必要时）及特殊检测指标	每天不少于一次
	《生活饮用水卫生标准》（GB 5749—2006）常规指标，根据水源和工艺特点，选择水质非常规指标	每月不少于一次
	《生活饮用水卫生标准》（GB 5749—2006）参考指标（和当地卫生健康部门、供水主管部门协商可适当增减）	以地表水为水源，每半年不少于一次；以地下水为水源，每年不少于一次
末梢水	浑浊度、色度、臭和味、肉眼可见物、pH、消毒剂余量、耗氧量（COD_{Mn}，以 O_2 计）、氨氮、菌落总数、总大肠菌群、耐热大肠菌群或大肠埃希氏菌、亚硝酸盐氮（必要时）及特殊检测指标	每月不少于两次
	《生活饮用水卫生标准》（GB 5749—2006）常规指标，根据水源和工艺特点，选择水质非常规指标	每月不少于一次
	《生活饮用水卫生标准》（GB 5749—2006）参考指标（和当地卫生健康部门、供水主管部门协商可适当增减）	以地表水为水源，每半年不少于一次；以地下水为水源，每年不少于一次

（1）水源水监测

农村供水单位尽可能按照表 6-1 要求对水源水水质进行监测，如果受检测条件的限制，可适当降低检测频次。具体要求如下：

- 以地下水为水源的供水单位，每月至少检测一次感官性状、pH 及微生物指标。

- 水源水中含有对人体有害的化学元素并超过国家地下水质量标准时，相应指标每月至少检测一次。

- 以地表水为水源时，每天应对水源水感官性状、pH 进行监测；根据供水规模，微生物指标每月检测 1 ~ 4 次。水源水中可能存在有毒化学物质时，相应指标每月检测 1 ~ 4 次。

（2）出厂水监测

为保障供水水质符合国家标准，供水单位应尽可能按表 6-1 要求对出厂水水质进行监测。如果受检测条件的限制，可适当降低检测频次。具体要求如下：

- 感官性状指标和 pH，以及消毒剂余量指标，每一个工作班次都应进行检测。

- 每天检测一次微生物指标和特殊检测指标；如果受检测条件的限制，每月至少检测一次微生物指标和特殊检测指标。

- 每季度按照《生活饮用水卫生标准》（GB 5749—

2006）常规指标检测 1 次。

- 日供水规模超过 1 000T，有条件时，每年宜进行一次出厂水水质全分析。

（3）末梢水监测

由于供水管道可能存在影响水质的因素，末梢水的水质可能不同于出厂水。供水单位有必要对末梢水设点进行监测。一般情况下，每个供水单位设立 3 ~ 5 个末梢监测点，如果供水人口过多，可按每 2 万人一个点设立监测点。通常情况下，监测要求如下：

- 每月应按照表 6-1 要求对末梢水水质进行监测。
- 如果出厂水水质监测中未发现问题，末梢水水质监测频率可相应降低。

6.4 监测质量控制

为保证水质检测结果的可靠性和准确性，避免因为检测结果的误差而导致采取错误的控制措施，因此监测的质量控制是必须的。监测的质量控制包括水样采集、实验室检测及质量管理等内容，本书不详细介绍。

6.5 结果分析与应用

在监测方案中，应根据水源和供水系统的具体情况提出本系统可接受的各项监测指标的限值和 / 或临界值，在该限值范围内，供水系统能够实现安全供水（图 6-2）。

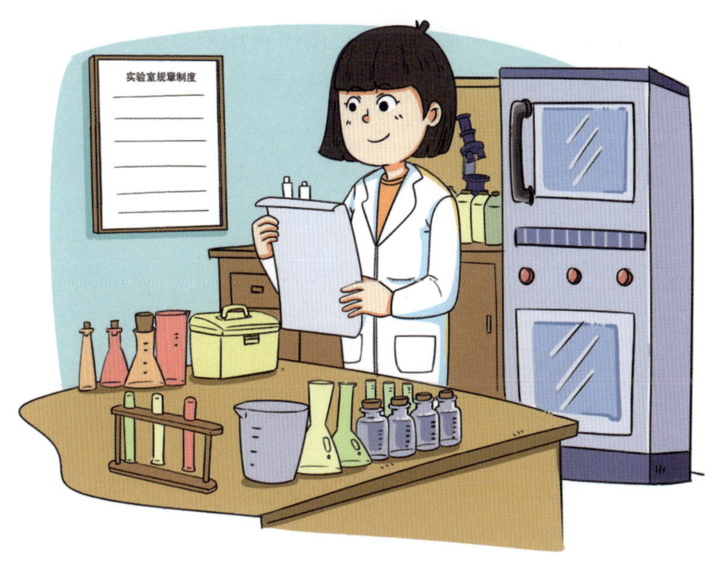

图 6-2 水质检测结果分析

通常情况下，水源水和出厂水的限值可根据国家相关标准确定。地表水源水限值参照《地表水环境质量标准》（GB 3838—2002），地下水源水限值参照《地下水质量标准》

（GB/T 14848—2017），出厂水和末梢水参照《生活饮用水卫生标准》（GB 5749—2006）。制水过程中的水质监测指标应根据水厂实际情况（包括制水工艺和配水试验结果等）确定。

当水质监测结果超过限值或临界值时，供水单位应采取对应措施以保证安全供水，包括增加混凝剂的数量或更换混凝剂的种类、增加消毒剂剂量、采用备用消毒设施、紧急管道冲洗、暂时更换水源以及停止供水等。

第七章 学校、社区供水管理与健康教育

内容提要

- 学校供水管理
- 社区供水管理
- 健康教育与健康促进

WSPs 涉及从水源到用户的各个环节，做好农村饮水安全工作，需要农村居民的积极参与。本章从用户的角度出发，就学校供水和社区供水的管理要点进行阐述。同时，为提高居民饮水安全卫生意识，对饮水卫生领域的健康教育和健康促进工作进行指导。

7.1 供水管理

7.1.1 学校供水管理

《国家中长期教育改革和发展规划纲要（2010—2020）》强调：树立健康第一的思想，加强心理健康教育，促进学生身心健康、体魄健康、意志坚强，促进德育、智育、

体育、美育有机融合，提高学生素质。不安全的饮水设施不仅会导致儿童脑力和体力的发育迟缓，影响儿童学习能力，甚至会导致肠道传染病和寄生虫病，造成儿童营养不良，严重的会导致儿童死亡。学校供水与安全饮水设施是学校建设的重要组成部分，是保障青少年、儿童学习环境和生活环境的基础条件，也是保障师生身体健康和生命安全的重要措施，对培养学生良好卫生行为习惯具有积极作用。

（1）供水方式

学校的供水方式分为三种：集中式供水、分散式供水和自备供水。集中式供水指自水源集中取水，经过沉淀、过滤、消毒处理后，通过配水管网输送到用户取水点的供水方式。分散式供水指直接从水源取水、未经管网配水的供水方式。在集中式供水管网覆盖地区，学校应优先使用当地公共集中式供水或建设管网延伸二次供水工程。集中式供水管网不能覆盖的地区，学校可以建设自备供水系统，学校使用独立水源、水处理设施和输配水系统，包括自备集中式供水和自备分散式供水。

（2）自备供水的水源管理与防护

1）前期准备：以自备水源作为水源的农村学校供水工程项目的选址、设计审查、卫生学预评价、竣工验收应符合相关部门的规定，确保水质、水量符合要求。建造完成后应

在相应卫生管理部门办理饮用水卫生许可证。

2）水源选择：农村学校选择自备水源时，建议优先选择受污染可能性小的深层地下水、山泉水等作为水源，尽量避免选择易被污染的河水、浅层地下水和池塘水作为水源。

3）水源水质：学校自备水源水质应符合《地表水环境质量标准》（GB 3838—2002）或《地下水质量标准》（GB/T 14848—2017）的要求，根据水源水的水质情况确定学校自备供水处理设施的水处理方式，且必须配备饮用水消毒设施。

4）水源防护：学校自备水源地周围一定区域内应划定保护区，设置明显标识。水源保护区范围内无生产废水和生活污水的集中排放点、渗漏厕所、垃圾堆放场等。以自备管井或大口井作为水源的，宜建造井室，避免水源受到污染。水源地取水井口盖应有锁，盖内应有密封胶垫，井台应高于地面 0.3 ~ 0.5m，并设安全防护设施。水井周围应设有不透水散水坡，保证排水畅通。

（3）供水及储水设施管理

- 定期检查供水及储水设施，及时维护，防止出现跑、冒、滴、漏现象。
- 储水设施所用材料应符合卫生要求，具有可靠的防渗、抗漏特性。
- 储水设施应密闭，通气管、入孔、溢流管和排空管等应有防止昆虫和小动物进入的装置，进出水管布置不得产生水流短路。溢流管和排空管不得直接与污水或雨水管道连接，应采取间接排水的方式。

- 一般埋地储水设施周围 10m 内不得有化粪池、垃圾堆放点或渗水井等污染源，周围 2m 内不得有污水管或其他污染物；特殊地质条件地区应适当增加距离。

- 储水设施宜分格，并定期清洗和消毒，清洗后应用消毒剂溶液浸泡，经水质检测合格后，方可再储水。

（4）日常管理

- 学校自备水源应专人管理，从事供水管理的人员应持有健康证及卫生知识培训合格证，了解基本的饮水卫生要求和饮水卫生管理知识，掌握生活饮用水卫生相关法律法规的规定。

- 建立饮用水档案，对自备水源的水质进行定期检测，检测报告单要存档备查。

- 建立水污染报告处理制度及应急预案，制定饮用水卫生防护措施与制度，并粘贴提示标识。

- 定时巡护供水及储水设施，设立供水和储水设施警示标识。

- 泵房内不得堆放杂物，不得放置危害饮水安全的化学物质。

7.1.2 社区供水管理

水是生命之源，是一切生命过程必需的基本物质，更是人类社会发展、人体健康的必要保障。随着社会经济的高速发展、科技水平的日益提高以及人口的不断增长，人们对水的质量和数量要求也越来越高。2015年联合国制定了可持续发展目标：到2030年实现人人普遍、公平地获得安全和负担得起的饮用水。饮用水安全问题，直接关系到广大人民群众的身体健康。据统计，有40多种传染病可通过水在人群中传播，以肠道传染病多见，所致疾病症状多为腹泻、呕吐、高热等。保障饮水安全是保障人的基本生存权利的体现，是维护人的健康生命的必要条件，也是改善人居环境、建设美丽中国的一项重要指标。在建设供水工程过程中应鼓励社区参与。在供水工程设计规划阶段，可以向居民介绍供水工程概况、宣传饮水工程的重要性、调查居民用水需求及可负担的水费等。在供水工程施工阶段，居民可参与对供水工程质量和工程财务管理上的监督。在工程运行阶段，居民可参与对工程管理机构的监督等。同时，农村供水企业管理机构应接受社会公众的监督，对经营管理者资质、水质、水价、支持性收入、服务承诺等进行监督。

（1）供水方式

社区供水方式主要分为两种：集中式供水和分散式供

水，集中式供水又分为连续供水和间歇供水。连续供水指每天 24h 不间断的管道供水服务；间歇供水指不满足每天 24h 供水需求，仅在有限时间内向用户供水的管道供水服务。分散式供水通常指一家一户的机井、手压井、大口井或水窖等。采用间歇供水和分散式供水的家庭通常配备储水设施。

（2）水源防护

水源类型分为三种：降水、地表水、地下水。降水指雨水、雪水、冰雹等，降水的水质较好，含矿物质较少，但水量无保证。地表水也称地面水，是降水在地表径流和汇集后形成的水体，包括江河水、湖泊水、水库水等。地表水水量充足、水质软、取用方便，但浑浊度高、细菌含量多。地下水是由渗入地下的降水与地表水渗滤到地下而成，分为浅层地下水、深层地下水和泉水。

1）以降水为水源的防护措施：水窖应设置防护设施，保持周围环境卫生清洁，禁止从事可能污染水窖水的活动，如禁止在水窖周围 3m 内植树、盖房；禁止堆放垃圾、杂物；禁止在水窖周围及集雨场内修建渗漏厕所、畜圈、污水池等。

2）以地表水为水源的防护措施：在供水工程取水点上游 1 000m 至下游 100m 水域内设保护区，禁止从事可能污染水源的活动，如禁止随意排放废水和污水；禁止堆放垃圾；禁止放牧；禁止放置和使用化肥、农药；禁止洗衣服、大小便、游泳等。

3）以地下水（泉水）为水源的防护措施：水源应设置防护设施，保持周围环境卫生清洁，禁止从事可能污染水源的活动，如禁止在井（泉）周围修建渗漏厕所或粪坑；禁止堆放垃圾；禁止在井（泉）周围乱倒污水、大小便、耕田等。

（3）家庭储水设施的使用管理

家庭储水设施按容量可分为大型储水设施和小型储水设施。大型储水设施一般为水箱，水箱放置于屋顶，供水期水箱自动注水储存，停水期水箱内的储水经动力作用流入低处的末梢水龙头。小型储水设施一般为水缸、水桶、水池等容器，放置在厨房或院内的水龙头旁，供水期在储水容器内注水，停水期使用水舀、水瓢等人工取水。

1）大型储水设施的使用管理：使用卫生、安全、无污染风险的容器作为储水设施，储水设施应密封，保持周围环境干净卫生。将储水设施放在阴凉处，不要在太阳下曝晒，储存水应每 6 个月更换一次。

2）小型储水设施的使用管理：使用卫生、安全、无污染风险的容器作为储水容器，储水容器应加盖，防止污染物落入水中（图 7-1）。储水容器应专用，不能混装其他杂物，附近不应有垃圾或其他污染物。定期清洗容器保证饮水安全，夏季最好每天清洗一次，春秋季每两天清洗一次，冬季每周清洗一至两次。夏季应放置在阴凉、通风的环境，冬季应防冻。最好使用带长把的水舀、水瓢取水，用完放在干净的地方。

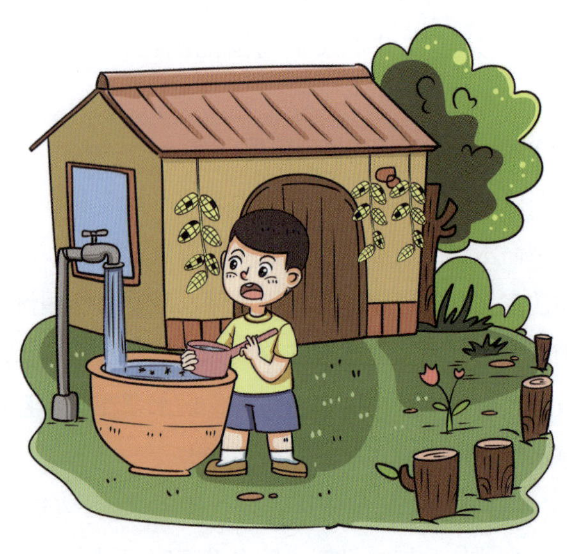

图 7-1　家庭不规范储水

（4）简易应急供水处理

1）混凝沉淀：常用明矾，也可使用硫酸铝、硫酸铁或聚合氯化铝作为混凝剂，取适量加入浑浊水中，用棍棒搅动，静置 1～2h 后水即澄清。没有混凝剂时，可就地取材，

把仙人掌、仙人球、木芙蓉、锦葵、马齿苋、刺蓬或榆树、木棉树皮捣烂加入浑浊水中，也有助凝作用。

2）消毒：简单实用的消毒方法为加氯消毒法和煮沸消毒法。加氯消毒法常用的消毒剂有漂白精、漂白粉等，消毒剂种类很多，可参阅使用说明书进行饮用水消毒。注意在经水传播传染病高发季节加强水质消毒。消毒剂的获得可咨询当地饮用水管理部门或疾病预防控制中心。煮沸消毒是一种简单有效的消毒方式，煮沸后可直接饮用。

7.2 健康教育与健康促进

健康教育是通过有计划、有组织、有系统的社会和教育活动，促使人们自愿改变不良的健康行为和影响健康行为的相关因素，消除或减轻影响健康的危险因素，预防疾病，促进健康和提高生活质量。健康促进是促使人们提高、维护和改善自身健康的过程。健康教育与健康促进是解决当代主要公共卫生问题十分重要的手段和策略，在预防控制疾病和促进公众健康方面发挥了重要作用。

7.2.1 健康教育传播策略和传播活动

传播是健康教育的基本手段之一，而教育和干预也必须依靠传播活动来实现。传播分为人际传播和大众传播，传播的基本要素包括传播者、信息、媒介、受传者、效果和反馈。传播策略是一个有组织、有系统的且为达到某种预定目标、在特定时间内通过某种传播渠道向目标人群传播特定信息的全面计划。传播策略分为以大众传播为主的传播策略、以人际传播为主的传播策略和综合性传播策略。

（1）人际传播

人际传播也称人际交流，是指人与人之间进行直接信息沟通的一类交流活动，人际传播可分为个人之间、个人与群体之间、群体与群体之间三种形式。个人与个人之间的传播有交谈、访问、咨询、通信、电话、电子邮件等形式；个人与群体之间的传播有授课、报告、演讲、讲座、电话会议、视频会议等形式；群体与群体之间的传播有会谈、座谈、讨论、电话会议、视频会议等形式。人际传播具有简单易行，不受机构、媒介、时空等条件限制，传播效果好且反馈及时等优势，但也存在传播信息量少、覆盖范围小、传播速度慢等缺点。

（2）大众传播

大众传播是指职业性信息传播机构使用电子或印刷技术，通过广播、电视、网络、报纸、期刊、书籍等媒介向范围广泛、为数众多的社会人群进行的信息传播活动。

（3）综合传播

综合传播是将人际传播与大众传播结合运用的传播策

略，人际传播和大众传播各有特点，两种方式可以互相弥补和促进，有利于提高传播效果。

7.2.2 健康教育方式方法

培训是应用广泛的一种教育方式，是根据自身发展和工作的需要，提高人们学习和工作相关能力的教育活动。在健康教育领域中，开展多层次的、针对不同对象的培训活动，可以提高健康教育人员的理论水平、增强开展健康教育活动的专业技能、提高目标人群的健康知识水平等，培训是健康教育和健康促进活动顺利实施并取得良好效果的重要保证。

（1）小讲课

小讲课是培训者主要通过语言表达形式，系统地向培训对象传授知识或技能，即老师讲、学员听。小讲课的特点是规模小，人数不超过 30 人；时间短，讲课时间不超过 30min（图 7-2）。讲课前先用大白纸或投影展示讲课提纲，使培训对象明确要讲的内容，然后用头脑风暴法了解培训对象对讲述问题的知晓程度、是否存在模糊的概念、错误的认识，使讲授更具有针对性。讲课时可使用讲义、教材、挂图、模型、影像等教学辅助工具或设备。

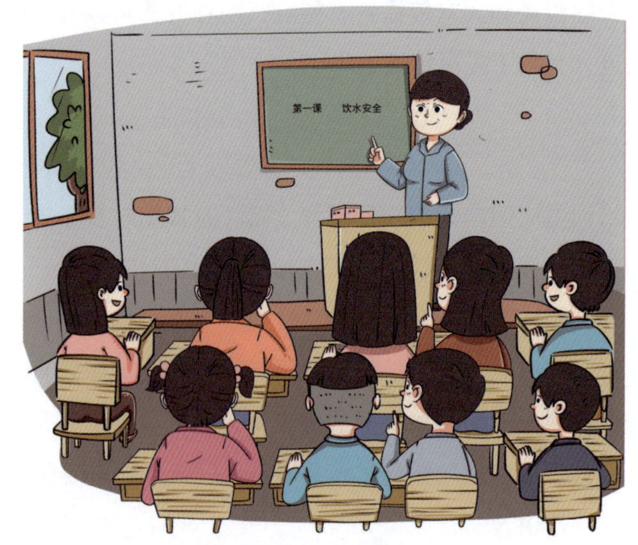

图 7-2　小讲课

（2）头脑风暴法

头脑风暴法又称快速反应法，常用于讲课、小组讨论前及培训班评估。通过快速反应可做到互相启发、集思广益，同时又可了解培训对象对问题的一些认识和看法。方法是由培训者提出一个议题，培训对象立即把头脑中出现的有关这个议题的联想表达出来。培训者将发言写在黑板或白纸上，并与培训对象一起，逐条审视这些意见，进行归类，不对意见的正确或错误进行评论，找出需要进一步讨论的问题，组织小组讨论，培训者进行总结并给出正确的结论。

（3）小组讨论

小组讨论是将培训对象以几个人或一群人为单位，对某一题目或几个问题进行深入讨论，充分发表意见，互相交流的过程（图 7-3）。小组讨论有助于培训对象之间互相交流、互相探讨，充分调动学习积极性，分享经验，扩大视野。活动结束后，小组要报告讨论结果，可以每组逐一报告，也可以是一个小组代表报告，其他小组进行补充和评论。

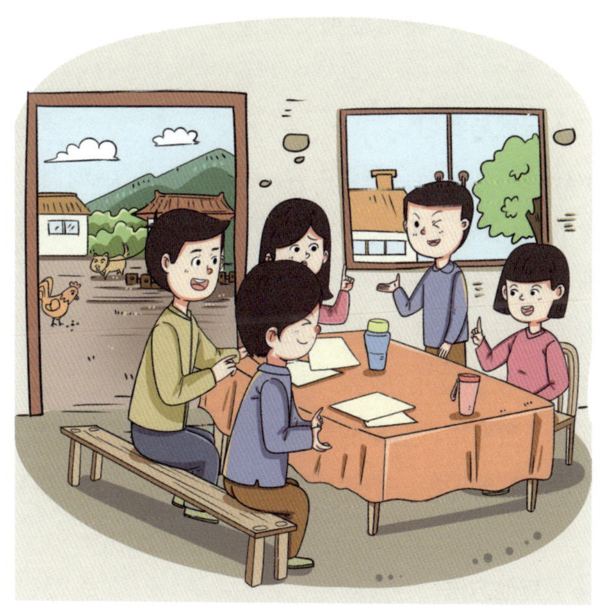

图 7-3 小组讨论

（4）角色扮演

角色扮演是在培训者的指导下，培训对象用表演的方式，将生活中或实际工作中可能会遇到的，有代表性的场景情景表现出来。通过角色扮演，扮演者可以亲身体验某种概念或情景，学习从不同角度观察问题，寻求解决问题的方法。而观察者通过对表演的观察，可以了解扮演者对所表现内容的理解和掌握程度，同时对照自己可能的态度和行为，从中受到启发教育。表演结束后，分组讨论，然后由培训者进行总结，提出培训对象应了解掌握的正确技能和方法。

（5）示教与实习

示教是培训者结合培训内容，运用一定的实物和教具，通过亲身示范，使培训对象了解某个正规的完整操作步骤，并且在培训者的指导下，重复这一操作的过程。实习指培训对象在培训者或实习指导者的组织和指导下，将培训中所学的理论方法和操作技能运用到实际中去的尝试和练习过程。示教和实习有助于激发培训对象的学习兴趣，使其获得感性知识，加深对所学内容的印象，并强调实际应用性，常用于操作技能的培训。

（6）其他方法

随着教育理念的改变，培训内容的不断变化，培训对象的不断扩展，人们的参与意识不断增强，以及新的教学辅助

设备（电脑、多媒体、影像设备）的应用，还有很多其他培训方法和技巧，如案例分析法、研讨法、视听法、游戏法、模拟法等。

7.2.3 健康教育内容

（1）正确洗手，守护健康

正确洗手可以清除手部污物和细菌，预防接触感染，减少传染病的传播。饭前便后，触摸眼、口、鼻前，触摸公共物品、动物、肥料等之后，外出、干活回家后等都要洗手。洗手时最好用流动水和肥皂（香皂、洗手液），并采用正确的方法。

小贴士 7.1 七步洗手法

七步洗手法（口诀为“内外夹弓大立腕”）：①“内”：将双手打湿后取洗手液或涂抹肥皂，两手手指并拢、手掌相对相互揉搓；②“外”：用左手搓洗右手手背和指缝，然后用右手搓洗左手手背和指缝；③“夹”：两手掌心相对，交叉搓洗指缝；④“弓”：将一手的手指弯曲半握拳，把指背放在另一手的掌心旋转揉搓，双手交换搓洗；⑤“大”：一手握住另一手的大拇指旋转揉搓，双手交换搓洗；

⑥“立”：将一手的五个手指指尖合拢，放在另一手的掌心旋转揉搓，双手交换搓洗；⑦“腕”：揉搓手腕和手臂，双手交换搓洗。

（2）不喝生水，防止病从口入

水是人体内含量最多的成分，身体各部分组织都需要水来支持。看似清洁的水中往往存在着肉眼无法观察到的细菌、病毒等致病微生物，如果不经过消毒就饮用，会引起疾病，危害健康。将水煮沸可以有效杀灭水中的致病微生物，煮沸后的水可以直接饮用。

小贴士 7.2 水质简易鉴别方法

1. 水发黄

如果是分散式供水，其原因可能是：夏季或洪灾期间，地面水中有泥沙，同时漂浮物较多，导致水发黄。深井或浅井水发黄，通常是水中铁或锰含量较高，这种水源的池壁为黄红色，水中有铁腥味。如果是集中式供水，除了上述两种原因，还有可能是：经常清晨自来水发黄，是水管中的铁锈所致，主要发生在使用输水管道为铁管且使用时间较

长的用户。针对水源泥土含量高问题，可向盛水容器中加少量白矾，搅拌均匀后澄清使用。铁含量高可取水放置一夜后使用，若自来水管道锈蚀则应更换管道。

2. 水发黑

黑水现象常发生于集中式供水，主要原因是管道使用时间过长，老的铸铁管、镀锌管在局部形成锈蚀，大块锈蚀脱落形成黑水，尤其在水压不稳时更严重。自来水抢修后也容易出现黑水，根本原因仍是管道老化，水冲刷导致锈蚀脱落。如果水管破裂，水压不稳，一些生活污染物通过负压进入管道，也会造成黑水现象。简单的办法是放水半小时以上，直到黑水消失。通过对整个管网进行改造、对破旧管道进行维修及避免使用铁管等方式可避免黑水现象的发生。

3. 水中出现其他颜色

如果水中出现其他特殊的颜色，可能是附近水源受到化工厂或其他工矿企业的污染，水中会出现相应化学物的颜色。不要饮用有异常颜色的水，以免危害身体健康。

7.2.4 学校健康教育与健康促进

学校健康教育是通过课堂教学和健康教育活动，使儿童、青少年掌握常见病的防治和卫生保健知识，增强学生自我保健意识，养成科学、文明、健康的生活方式和行为习惯，从而达到预防疾病、增进健康、提高学生个体和群体健康水平的目的。学校健康促进是在学校健康教育的基础上发展起来，学校健康促进强调通过学校、家长和学校所属社区内所有成员的共同努力，给学生提供完整的、有益的经验和知识结构，创造安全健康的学习环境，提供合适的健康服务，动员家庭和更广泛的社区参与，共同促进师生健康。

学校安全供水工作要与基础卫生设施、健康教育相互结合、相互促进，这三方面工作既是保护在校师生身体健康的重要措施，也是保障儿童青少年良好学习环境和生活环境的基础条件，对培养学生良好卫生习惯和促进学生良好卫生行为的养成具有非常重要的作用。通过在学校开展水与环境卫生相关的健康教育与健康促进，让学生掌握水与环境卫生相关知识，促进学生养成良好的个人卫生习惯，有效预防饮水与环境卫生相关疾病的发生或流行，提高学生的身体健康水平。

（1）学校健康教育的特点

儿童、青少年正处于生长发育的关键时期，由于在校时间长，其在学校期间的饮水量占每天总饮水量的比重较大，其健康和安全应额外关注。学校应对学生开展水与环境卫生相关健康教育，促进学生养成在校不喝生水、正确洗手等行为习惯，提高自身健康水平。与其他社会机构相比，学校具有明显的特殊性：

- 人群集中，尤其是儿童、青少年处于生长发育的重要时期，对于疾病的传播，学校属于易感人群相对集中的场所。

- 学校是传播知识的场所，是育人、培根之地，学生最容易接收新知识、建立文明卫生的行为，极具发展可持续性。

- 学校与社会各类人员都可以平等接触，可以成为社会宣传、示范的窗口，具有动员社会的最大潜质。要充分利用学校宣传优势，大力开展健康教育与健康促进活动。积极普及卫生知识，提高学生的健康知识知晓率，增强自我保健意识，引导学生改变不卫生陋习，形成科学、文明、健康生活方式的良好风尚。

小贴士 7.3 儿童参与

儿童参与可以简单理解为“儿童参与决策过程”。

儿童参与是指儿童作出决策并对影响其生活的

问题采取行动。最好的方法是在家庭、社区、学校以及更大范围内，在相互尊重和伙伴关系的基础上，增强儿童与其他儿童、成年人、社区及学校之间建立积极正向的关系。

儿童参与的形式：

★儿童参与活动设计：儿童可以提出与其年龄相符的关于学校饮水管理、健康教育的意见，学校和老师应充分尊重这些意见。以下为一些启发性的问题，如“你对饮水问题是如何看的”“学校怎么做才可以管理好饮用水”“你关注饮水与健康的哪些内容”“你更希望通过哪种形式来学习这些知识（视频、图画、动手操作等）”。

★儿童参与组织健康教育课堂活动。

★儿童参与学校饮水管理情况、健康教育的效果评价。

（2）工作原则

注意尊重学生身心发展的特点、认知能力，体现知识与技能的结合，理论与实践的结合。

体现学生参与，强调学生的主体作用，积极引导学生参与健康教育的学习与教学过程。

鼓励学生自主学习，参与发展多种以学校及校外实践活动为基础的健康教育探索与传播活动。

加强课堂教学与课外实践的密切联系，通过相应的课外或社会综合实践活动，促进强化学生学习了解有关健康知识，培养和建立有益于健康的行为与习惯。

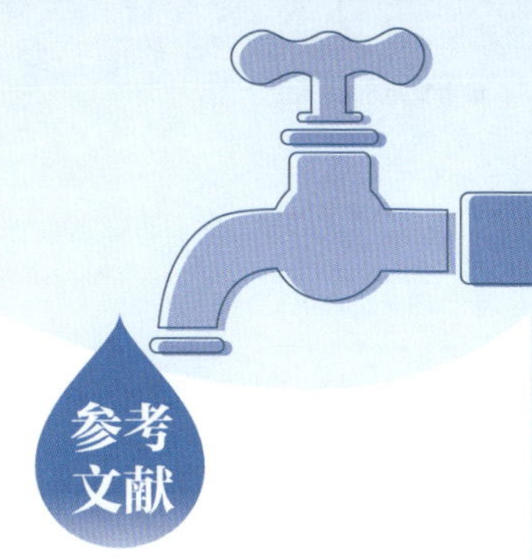

[1] WORLD HEALTH ORGANIZATION. Guidelines for drinking-water quality[R/OL]. 4th ed. Geneva：WHO，2011.

[2] WORLD HEALTH ORGANIZATION. Water safety planning for small community water supplies: step-by-step risk management guidance for drinking-water supplies in small communites[R/OL]. Geneva：WHO，2012.

[3] WORLD HEALTH ORGANIZATION. Training workbook on water safety plans for urban systems[R/OL]. Geneva：WHO Regional Office for the Western Pacific，2008.

[4] LI H，SMITH C D，COHEN A， et al. Implementation of water safety plans in China: 2004–2018[J]. International journal of hygiene and environmental health，2020，223(1)：106-115.

[5] WORLD HEALTH ORGANIZATION，INTERNATIONAL WATER ASSOCIATION. A practical guide to auditing water

safety plans[R/OL]. Geneva：WHO，2015.

[6] DAVISON A，FERGUSON C，DEERE D，et al. Water safety plan workbook for drinking-water[R/OL]. Geneva：WHO，2005.

[7] LI H, COHEN A, LIN L, et al. Water supply improvement and health promotion campaigns in rural areas—China, 1949—2020[J]. China CDC Weekly, 2021, 3(1): 10-13.

[8] 张荣 . “饮水安全计划”的应用与农村供水水质改善 [J]. 环境卫生学杂志 ,2012, 2(3): 97-100.

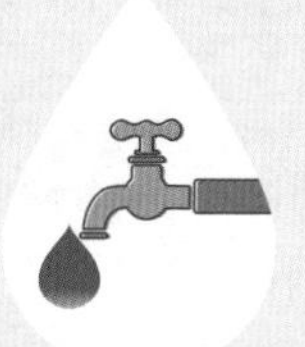